Sara Camañes-Gonzalvo
Natalia Zamora-Martínez
Verónica García-Sanz

Análise facial no diagnóstico da prática ortodôntica

Sara Camañes-Gonzalvo
Natalia Zamora-Martínez
Verónica García-Sanz

Análise facial no diagnóstico da prática ortodôntica

Desenvolvimento e implementação de material didático digital de realidade virtual 3D

ScienciaScripts

Imprint

Cover image: www.ingimage.com

This book is a translation from the original published under ISBN 978-613-9-06363-5.

Publisher:
Sciencia Scripts
is a trademark of
Dodo Books Indian Ocean Ltd. and OmniScriptum S.R.L publishing group

120 High Road, East Finchley, London, N2 9ED, United Kingdom
Str. Armeneasca 28/1, office 1, Chisinau MD-2012, Republic of Moldova, Europe
Printed at: see last page
ISBN: 978-620-7-61434-9

Desenvolvimento e aplicação de material didático digital de realidade virtual tridimensional para análise facial no diagnóstico da prática ortodôntica.

[1,2]Sara Camañes-Gonzalvo , Natalia Zamora-Martínez ; Verónica García-Sanz

[1]Docente colaborador no Mestrado de Especialização em Ortodontia. Faculdade de Medicina e Odontologia. Universidade de Valência, Valência, Espanha.

[2]Professor Associado. Faculdade de Medicina e Odontologia. Universidade de Valência, Valência, Espanha.

[3]Professor Assistente Doutor. Faculdade de Medicina e Odontologia. Universidade de Valência, Valência, Espanha.

AUTORES

[1,2,3,3,4,5,6,6]**Sara Camañes-Gonzalvo ; Marta Delgado-García ; Natalia Zamora-Martínez ; Beatriz Tarazona-Álvarez ; María Dolores Casaña-Ruiz ; Verónica García-Sanz ; Carlos Bellot-Arcís ; Vanessa Paredes-Gallardo .**

[1]Docente colaborador no Mestrado em Ortodontia. Faculdade de Medicina e Odontologia da Universidade de Valência, Valência, Espanha.

[2]Mestrado em Ortodontia. Faculdade de Medicina e Odontologia da Universidade de Valência, Valência, Espanha.

[3]Professor Associado. Faculdade de Medicina e Odontologia, Universitat de València, València, Espanha.

[4]Professor Associado. Faculdade de Medicina e Odontologia da Universidade de Valência, Valência, Espanha.

[5]Professor Assistente Doutor. Faculdade de Medicina e Odontologia da Universidade de Valência, Valência, Espanha.

[6]Professor Catedrático. Faculdade de Medicina e Odontologia da Universidade de Valência, Valência, Espanha.

Índice

CAPÍTULO 1. INTRODUÇÃO À ANÁLISE TRIDIMENSIONAL (3D)

A sociedade atual está imersa num ambiente digital que fornece ferramentas destinadas a melhorar a comodidade e a eficiência das actividades quotidianas. Desde dispositivos como relógios que monitorizam o ritmo cardíaco durante a atividade física, a sistemas de domótica que transformam a forma como pensamos as nossas casas, a ferramentas informáticas que simplificam as tarefas diárias. Atualmente, a tecnologia digital está presente em todos os domínios (Korte et al., 2020).

No campo da odontologia, uma transformação significativa foi observada graças à incorporação da tecnologia digital. Em particular, a adoção de software digital e de análises tridimensionais (3D) revolucionou os processos de diagnóstico, planeamento e avaliação de tratamentos ortodônticos e cirúrgicos (Manosudprasit et al., 2017).

Historicamente, estes procedimentos de diagnóstico e planeamento eram realizados utilizando registos fotográficos tirados de diferentes ângulos e radiografias convencionais bidimensionais (2D). No entanto, apesar da sua simplicidade e acessibilidade, estas técnicas apresentavam limitações consideráveis. Em primeiro lugar, a capacidade de captar ângulos de projeção do doente em relação à câmara era limitada e, em segundo lugar, a qualidade das imagens era afetada pela distância entre o doente e a câmara. Além disso, estas técnicas não permitiam medições lineares entre pontos de referência (Manosudprasit et al., 2017).

A antropometria é uma ciência biológica que se ocupa da medição do corpo humano. Estas medidas fornecem informações sobre a distribuição e proporção dos componentes faciais: olhos, nariz, bochechas, boca, maxilar e orelhas (Fleming et al., 1998.). Os cirurgiões plásticos utilizam estes dados para planear a cirurgia plástica e reconstrutiva. Os antropólogos forenses podem reconstruir a aparência de um indivíduo a partir de um crânio, identificando pontos específicos de profundidade e as distâncias entre eles (Korte et al., 2020).

A análise 3D virou o mundo da medicina dentária de pernas para o ar, porque funciona a alta velocidade, pode ser gravada durante o tempo que se desejar e permite que uma grande quantidade de documentação seja armazenada no consultório.

Existem todos os tipos de aparelhos para registar a boca do paciente em 3D, permitindo-nos ver o osso, os dentes e a oclusão em pormenor, mas quando queremos realizar um tratamento ortodôntico, a fisionomia do paciente é muitas vezes importante para tomar certas decisões. Até agora, estes registos têm sido feitos com base em fotografias em diferentes posições, ângulos, etc., com maior ou menor qualidade (Korte et al., 2020).

Hoje em dia existe a opção de registar o rosto do paciente em detalhe de uma forma simples, com a câmara 3D, de tal forma que podemos utilizá-lo a qualquer momento, para saber se essa pessoa tem alguma assimetria, sobrepor modelos, CBCT, ou todo o tipo de exames que nos podem ajudar a fazer um diagnóstico. O objetivo no mundo digital é poder usar o paciente sem depender da sua presença (Manosudprasit et al., 2017).

Para avaliar a fiabilidade destes dispositivos, é essencial compreender a sua precisão e veracidade, o que significa submeter o software a testes exaustivos. É importante notar que, em ambientes clínicos, especialmente em ortodontia, onde uma parte significativa dos pacientes são crianças, a tomada de registos pode ser um desafio e a precisão pode ser comprometida. Por conseguinte, é crucial determinar se mesmo pequenos movimentos do paciente durante a tomada de registos podem distorcer as medições obtidas (Manosudprasit et al., 2017). Por exemplo, quando o doente é instruído a olhar para a frente, é comum que incline inconscientemente a cabeça ligeiramente para cima, numa tentativa de adotar uma postura mais erecta.

Para além da avaliação facial, é essencial registar o sorriso utilizando dispositivos tridimensionais. Atualmente, a normalização da comunicação entre o dentista e o paciente é essencial, especialmente devido à crescente influência do ambiente digital e ao pouco tempo que os pacientes têm disponível para consultas presenciais.

É importante notar que os dispositivos móveis tendem a captar o sorriso de uma forma distorcida em comparação com uma câmara profissional. A falta de utilização adequada da ampliação ou do *zoom* pode resultar na compressão do sorriso devido à distância focal da câmara móvel ao paciente. No caso dos auto-retratos, a utilização do *zoom* é muitas vezes impraticável, enquanto na fotografia normal é necessário instruir o sujeito ou ter a assistência de outra pessoa para ajustar corretamente a captura.

CAPÍTULO 2. VANTAGENS DA CÂMARA 2D EM RELAÇÃO À CÂMARA 3D

Até agora, a fotometria bidimensional tem sido o método mais económico para captar e armazenar imagens faciais, mas tem várias limitações. Este sistema não permite medições lineares entre pontos de referência e fornece apenas dados proporcionais sobre os tecidos moles do rosto. Por outro lado, a fotografia 3D, com a sua capacidade de captar registos de superfície a cores de alta resolução a velocidades relativamente rápidas, é atualmente considerada uma vantagem significativa.

Nos primeiros anos da fotogrametria facial 2D, Farkas et al. (1980) efectuaram um estudo comparativo das distâncias, ângulos e inclinações faciais. Os resultados indicaram que 41,9% das medidas estudadas foram consideradas fiáveis em fotografia, sendo as inclinações faciais as mais importantes. Por outro lado, Han et al. (2010) realizaram uma investigação semelhante que contrariou estes resultados, demonstrando uma maior semelhança nas medições lineares.

Astudillo-Loyola et al., (2018) analisaram a influência da câmara em medições indirectas 2D e directas. Os autores determinaram uma diferença média de 0,9 mm, com algumas das medições a apresentarem uma diferença de até 2,2 mm utilizando uma lente de 50 mm. No entanto, com uma lente de 100 mm, esta diferença média foi reduzida para entre 0 mm e 1,3 mm, com uma média de 0,5 mm.

A utilidade dos modelos 2D é restrita, uma vez que a sua relevância se limita ao planeamento e previsão do perfil facial. Na vida quotidiana, a observação dos pacientes não se limita apenas ao perfil, mas envolve uma variedade de perspectivas. Esta limitação é particularmente evidente na complexidade de alguns métodos de registo propostos, que apresentam graves deficiências em termos de aplicabilidade e precisão (Naudi et al., 2013). É essencial reconhecer estas limitações e explorar abordagens alternativas que abordem de forma mais abrangente a complexidade da anatomia facial e as necessidades clínicas.

CAPÍTULO 3. UTILITÁRIOS DA CÂMARA 3D

Os avanços tecnológicos contínuos nas técnicas de imagem 3D têm gerado um interesse crescente no planeamento da cirurgia ortognática, uma vez que são considerados métodos ideais para a representação facial (Naudi et al., 2013). O interesse pela abordagem "*Surgery First Approach*" (SFA) também aumentou significativamente. A simulação com imagens 3D permite aos profissionais planear o tratamento e o diagnóstico com maior precisão e exatidão. Esta técnica permite melhorias estéticas precoces na face, um aumento da velocidade de movimento no tratamento ortodôntico subsequente devido ao fenómeno de aceleração regional, bem como uma maior estabilidade e satisfação do paciente (Camini et al., 2021).

A reconstrução de tecidos moles é particularmente útil para simular o comportamento dos tecidos duros na face, medir a espessura dos tecidos moles em várias regiões e prever a resposta aproximada à deslocação dos tecidos duros. Técnicas como a estereofotogrametria, a varredura a laser e a luz estruturada são atualmente utilizadas para capturar com precisão e de forma não invasiva a pele dos tecidos moles na região facial, e os dados obtidos a partir desta captura podem ser totalmente integrados com dados de tomografia computadorizada de feixe cónico (CBCT) (Palomo et al., 2021).

A câmara 3D é um dispositivo altamente versátil que, para além da sua utilidade na cirurgia ortognática, permite obter uma visão abrangente do paciente noutros campos. Heike et al. (2010) sublinharam que cabe ao leitor e ao utilizador determinar a aplicação destas técnicas, seja para fins de investigação ou para abordar uma questão clínica específica.

CAPÍTULO 4. TIPOS DE CÂMARAS 3D

1. TIPOS DE CÂMARAS 3D

1.1. CBCT

1.1.1. SCANNER CBCT PARA EXAMES KAVO 3D

Câmara 3D que permite a digitalização da cabeça por CBCT, a digitalização é efectuada com a cabeça do doente paralela ao plano de Frankfurt, com um tamanho de *voxel* de 0,3 mm e um campo de visão de 17 mm. Os ficheiros DICOM são transmitidos ao software para que a imagem possa ser sobreposta na CBCT (Fourie et al., 2011).

1.2. SCANNER A LASER

Düppe et al., (2018) apresentaram este tipo de câmara como uma ferramenta altamente promissora. No entanto, este método tinha algumas limitações. Um dos desafios é manter o sujeito imóvel por pelo menos 17 segundos, o que em alguns casos requer sedação de certos pacientes, tornando este processo uma fonte de imagem invasiva.

Ayoub et al., (2007) e Khambay et al., (2008) concordaram que estas câmaras têm certas limitações; a velocidade de captura é mais lenta em comparação com outros métodos, o que pode resultar em distorções da imagem devido ao movimento do sujeito ou a alterações na expressão facial. Além disso, observaram que as imagens da superfície da pele carecem de realismo fotográfico e da textura caraterística da pele.

1.2.1. MINOLTA VIVID 900 (OSAKA, JAPÃO)

O scanner a laser, equipado com um suporte de posicionamento da cabeça, funciona através de um varrimento frontal, 45° para a direita e 45° para a esquerda do doente. Estas imagens são posteriormente processadas e armazenadas num disco rígido externo (Fourie, et al., 2011).

1.3. FOTOGRAMETRIA ESTÉREO 3D

A imagem tridimensional é gerada através da utilização de um conjunto de câmaras e de uma unidade de flash posicionadas em locais específicos. Quando todas as unidades são activadas simultaneamente, é gerada automaticamente uma imagem 3D. De acordo com Düppe et al. (2018), este método tem um grande potencial para avaliar as dimensões e proporções anatómicas de um indivíduo. Uma vantagem notável é a capacidade de capturar imagens praticamente instantâneas e a sua facilidade de integração na prática médica.

O espaço designado deve ser suficiente para acomodar todo o sistema e o objeto sem obstrução durante o processo de captação. Devem ser considerados factores como a disponibilidade de uma fonte de alimentação adequada, o acesso à Internet e os pontos de ligação à rede, bem como o fluxo de tráfego pedestre na zona. É desejável que o operador possa ver o ecrã do computador durante o processo de captação. Uma instalação permanente oferece vantagens como a redução da degradação do equipamento, maior consistência na recolha de dados, melhor qualidade e poupanças de tempo significativas.

É importante ter em conta a dificuldade que estes sistemas enfrentam para captar com precisão o cabelo e evitar artefactos que possam ser causados por objectos ou acessórios do sujeito. Por conseguinte, o doente deve ser instruído no sentido de tomar as medidas necessárias para evitar a perda substancial de dados da superfície da cabeça e do rosto.

Durante a captação da imagem, é essencial que o sujeito mantenha uma expressão facial neutra. Em alguns casos, a utilização de um objeto pode ajudar a fixar o olhar do sujeito na direção ideal.

Muitos desses sistemas funcionam utilizando uma única captura 3D frontal do rosto, resultando em dados fiáveis que abrangem um ângulo de visão de 160 a 180 graus. No entanto, esta modalidade pode ser limitada em termos da qualidade da captura frontal. Alguns sistemas modulares oferecem a possibilidade de alargar a cobertura até 360 graus, o que conduz a um aumento dos custos e dos requisitos de espaço.

A iluminação adequada é outro requisito crucial para estes sistemas fotográficos. Embora as condições de iluminação em ambientes de escritório sejam geralmente aceitáveis, níveis excessivamente altos ou baixos de luz ambiente podem saturar os sensores da câmara. A utilização de mecanismos *de flash* internos ou externos pode atenuar este problema, mas é necessário ter em conta a disposição do sistema para evitar interferências com a luz exterior (Heike et al., 2010).

Heike et al., (2010) salientaram que certas regiões anatómicas, como a área subnasal e submental, podem ser difíceis de capturar, o que pode resultar em perda de dados e artefactos nas imagens. Para avaliar com exatidão a assimetria ou a morfologia das narinas, é essencial que o sujeito incline ligeiramente a cabeça durante a captura da imagem.

Fourie et al. (2011) descreveram as vantagens inerentes a este tipo de câmara, salientando a sua capacidade de tirar fotografias instantâneas num tempo excecionalmente curto de 1,5 milissegundos, o que ajuda a minimizar o risco de movimento durante a captura de imagens. Para além disso, o software associado oferece ferramentas que permitem a manipulação de imagens, facilitando assim a identificação de pontos de referência e o cálculo preciso de medições e volumes.

1.3.1. Di3D (IMAGENS DIMENSIONAIS)

Capaz de gerar modelos tridimensionais de alta resolução, a cores, com uma visão de 180 graus, de orelha a orelha, em 180 segundos, este sistema é composto por duas estações de câmaras interligadas.

Cada estação inclui um par de câmaras digitais de alta resolução e duas unidades *de flash de* luz branca, colocadas adjacentes às respectivas estações. Antes de cada utilização, o sistema tem de ser calibrado por um procedimento automático. Este sistema tem sido utilizado em vários estudos (Khambay et al., 2008; Fourie et al., 2011).

Fourie et al. (2008) destacaram a capacidade de resolver detalhes de densidades lineares próximas de 0,1 mm por pixel em rostos humanos. Por outro lado, Khambay et al., (2008), no seu estudo, validaram esta afirmação com uma precisão técnica dentro do intervalo de 0,2 mm, que é considerado clinicamente aceitável.

1.3.2. Sistema 3dMDDface (3dMD, Atlanta)

Este sistema é composto por quatro câmaras geométricas e duas câmaras de textura, dispostas em forma triangular com três câmaras de cada lado. Durante cada captura de imagem, as vistas das câmaras são sincronizadas e os algoritmos de software fundem as diferentes imagens sobrepostas para gerar uma única imagem tridimensional. Esta imagem resultante pode ser visualizada, manipulada e analisada num computador.

Cada imagem é composta por geometria de superfície 3D de alta resolução, incluindo coordenadas x, y e z, bem como informação sobre cor e textura. Este sistema foi utilizado em vários estudos (Weinberg et al., 2006; Wong et al., 2008).

1.3.3. Genex

Este sistema emite luz estruturada sobre a superfície de um objeto para gerar e captar informações tridimensionais (Weingberg et al., 2006).

1.3.4. Morpheus 3D

A câmara funciona de forma semelhante à Genex, com um tempo de captura de 0,8 segundos e uma precisão inferior a 0,1 mm, de acordo com o fabricante. São necessárias três fotografias do sujeito: uma frontal e duas laterais, cada uma tirada num ângulo de 45 graus.

Estas imagens são combinadas para formar uma representação tridimensional unificada. Kim et al. (2015)

efectuaram medições utilizando a ferramenta de comprimento de linha no próprio software da câmara Morpheus 3D, efectuando medições directas entre dois pontos. A discrepância entre os dois métodos foi inferior a 1 mm.

CAPÍTULO 5. FUNCIONAMENTO DA CÂMARA 3D

Para uma análise precisa do sujeito, é importante assegurar o posicionamento e a referência correctos aquando da captura da imagem. Na literatura, o processo de processamento de imagens 3D é baseado na captura e planeamento de registos cefalométricos 2D, utilizando o plano de Frankfurt como ponto de referência e orientação.

Este plano é consistentemente selecionado porque a transferência do arco facial também espelha o plano axio-orbital, o que facilita o alinhamento dos modelos na articulação, assegurando a consistência interna.

No contexto tridimensional, não é adequado basear-se apenas numa linha que liga os pontos orbitais e porion, uma vez que estes elementos são duplicados. Por conseguinte, é essencial estabelecer planos em vez de rectas. Para o efeito, podem ser utilizados vários planos, nomeadamente o plano de Frankfurt, o plano médio-sagital e o plano transporiónico.

Esta abordagem de orientação aproxima-se de forma óptima da posição natural da cabeça, garantindo assim a precisão e a fiabilidade da análise efectuada.

Palomo et al., (2021), no seu estudo, mencionam vários programas de computador que permitem ao utilizador traçar pontos de orientação no esqueleto craniofacial e nos dentes, utilizando dados obtidos a partir da análise física clínica para reproduzir a posição natural da cabeça (PNC). A orientação da cabeça também pode ser ajustada com ferramentas de orientação manual, controlos de rotação, rotação e inclinação. A exatidão da orientação final pode ser confirmada por comparações com fotografias extra-orais tiradas utilizando a linha vertical verdadeira.

Para auxiliar o indivíduo a adotar seu PNC, existem indicadores luminosos a laser, posicionadores giroscópicos colocados na boca e ligados a dispositivos eletrônicos de referência, além da colocação de marcadores. Segundo Caminiti (2021), o PNC pode variar até 8°, e essa discrepância pode ser responsável por uma diferença de 15% na projeção maxilar entre os resultados planejados e os reais.

Historicamente, vários estudos têm sublinhado que a posição natural da cabeça deve ser considerada como a posição inicial para a fotografia, em contraste com outros parâmetros baseados em referências intracranianas, como o plano de Frankfurt, que apresentam uma variabilidade notável (Cooke et al., 1990; Lundstöm et al., 1995; Peng et al., 1999; Madsen et al., 2008).

1. PROTOCOLO PARA A REVISÃO DE UMA CAPTURA FACIAL 3D CORRECTA (Heike et al., 2010).

- A expressão facial do sujeito é neutra?
- Há indícios de movimentos indesejados na captura?
- Existem sinais de interferência (por exemplo, cabelo do couro cabeludo) ou artefactos que afectem a qualidade da imagem?
- A qualidade da imagem é satisfatória?
- Existe uma cobertura de superfície adequada das regiões faciais visadas pelo estudo clínico ou de investigação?

2. SÍNTESE DAS RECOMENDAÇÕES PARA OTIMIZAR A AQUISIÇÃO DE IMAGENS (Heike et al., 2010).

1) Seleccione um espaço amplo para um fluxo de imagem sem obstruções e iluminação ambiente suficiente.
2) Seleccione assentos adequados à sua população e que facilitem um posicionamento rápido. Ao trabalhar com crianças, escolha opções de assentos que permitam a máxima flexibilidade e segurança.

3) Antes de capturar a imagem, reposicione qualquer cabelo do couro cabeludo que obscureça a superfície anatómica relevante e remova todos os objectos reflectores.
4) Trabalhe com o sujeito para obter uma expressão facial "neutra". Se forem tiradas imagens antes e depois da operação, peça ao sujeito para repetir a sua expressão.
5) Para maximizar a cobertura da superfície facial, posicione a cabeça do doente de modo a que as áreas prioritárias sejam visíveis para as câmaras do sistema ou considere capturas adicionais a partir de vistas alternativas.
6) Considere o processamento de imagens em lote quando é necessário tirar muitas imagens num espaço de tempo limitado.

CAPÍTULO 6. CONCEPÇÃO E IMPLEMENTAÇÃO DA ANÁLISE 3D COMO MATERIAL DIDÁCTICO EM MEDICINA DENTÁRIA - INTRODUÇÃO E OBJECTIVOS

1. INTRODUÇÃO

No campo da medicina dentária, a introdução de software digital e da análise dentária e facial tridimensional (3D) transformou radicalmente a abordagem ao diagnóstico dentário e ao planeamento do tratamento (Genaro et al., 2021). Esta evolução permitiu uma visão mais completa e detalhada da anatomia oral e facial, o que é essencial para uma prática clínica precisa e eficiente.

Tradicionalmente, estes processos de diagnóstico e planeamento baseavam-se em registos fotográficos e radiográficos bidimensionais (2D), que, apesar da sua utilidade e economia, apresentavam limitações significativas. Estas limitações incluíam a dificuldade em visualizar adequadamente as áreas laterais da face e a incapacidade de efetuar medições lineares entre pontos anatómicos chave. Estas limitações não só afetavam a prática profissional, como também tinham um impacto direto na formação académica dos estudantes de medicina dentária, dificultando o seu processo de aprendizagem e compreensão da anatomia oral e facial (De Juan et al., 2013).

No contexto do século XXI, a sociedade está imersa num ambiente digital que transformou a forma como realizamos as nossas tarefas pessoais e profissionais (Genaro et al., 2021). Neste sentido, é fundamental avaliar a viabilidade da incorporação da tecnologia 3D nas práticas pré-clínicas odontológicas. Isto representa um avanço significativo que poderia melhorar substancialmente a formação de futuros dentistas, fornecendo-lhes ferramentas avançadas para um diagnóstico mais preciso e um planeamento de tratamento mais eficaz (Paredes-Gallardo et al., 2014).

Além disso, a integração da tecnologia 3D no currículo dentário poderá aproximar ainda mais os padrões de excelência nos cuidados dentários, melhorando assim os resultados clínicos e a experiência dos doentes.

A implementação de materiais didácticos multimédia e de modelos de realidade virtual 3D no ambiente educativo universitário representa uma inovação significativa que oferece inúmeros benefícios para a aprendizagem dos alunos. Estas ferramentas tecnológicas não só servem como recursos complementares para reforçar os conceitos teóricos ensinados na sala de aula, como também promovem a aprendizagem autónoma, proporcionando aos alunos a oportunidade de explorar e praticar de forma interactiva (Paredes-Gallardo et al., 2014; Gerano et al., 2021).

Especificamente, a digitalização das medições de pontos craniométricos e das medições lineares dos terços faciais oferece precisão na avaliação da proporcionalidade do doente. Ao permitir a visualização tridimensional dos dados, estas ferramentas digitais proporcionam uma perspetiva espacial que não é possível com os métodos 2D tradicionais. Esta capacidade melhorada de analisar e compreender a anatomia facial facilita tanto o processo de aprendizagem como a capacidade de diagnóstico dos estudantes, preparando-os melhor para a sua futura prática profissional (Tarazona-Alvarez et al., 2015).

2. OBJECTIVOS DO PROJECTO DE INOVAÇÃO PEDAGÓGICA

2.1. PRINCIPAIS OBJECTIVOS

O objetivo fundamental deste projeto é desenvolver, implementar e aperfeiçoar recursos de realidade virtual destinados a melhorar a qualidade da aprendizagem dos estudantes de medicina dentária, a fim de os preparar para a sua futura prática profissional. Para atingir este objetivo, serão utilizados os recursos mais avançados e inovadores atualmente disponíveis no domínio da tecnologia educativa.

Um dos principais objectivos deste projeto é integrar ferramentas de diagnóstico 3D, tais como fotografias tridimensionais, no currículo da Licenciatura em Medicina Dentária da Universidade de Valência. Esta integração precoce na formação académica permitirá que os estudantes se familiarizem com estas tecnologias e desenvolvam competências avançadas no diagnóstico e tratamento dentário. Além disso, ao expor os estudantes a estas ferramentas desde as fases iniciais da sua formação, o objetivo é prepará-los melhor para enfrentar os desafios e as exigências da prática profissional num ambiente de cuidados de saúde cada vez mais digitalizado e tecnologicamente avançado.

2.2. OBJECTIVOS ESPECÍFICOS

Para além dos objectivos gerais acima mencionados, este estudo propôs-se atingir um conjunto de objectivos específicos que contribuiriam para uma compreensão mais profunda e detalhada da eficácia e das percepções das metodologias de ensino utilizadas. Estes objectivos específicos são descritos em seguida:

1. Comparar a eficácia de duas metodologias de ensino: uma tradicional, em que os alunos devem identificar uma série de pontos craniométricos em fotografias 2D de frente e perfil e efetuar uma análise facial, e uma inovadora, que utiliza um modelo de realidade virtual 3D onde os alunos devem localizar os pontos craniométricos e efetuar uma análise facial.
2. Avaliar a opinião dos alunos sobre as duas metodologias (tradicional e realidade virtual) através de um inquérito anónimo com perguntas fechadas, administrado através de plataformas virtuais de aprendizagem.
3. Obter a opinião dos professores sobre as duas metodologias, através de um inquérito anónimo que inclui perguntas fechadas, com o objetivo de compreender a sua perceção da eficácia e utilidade de cada abordagem pedagógica.
4. Efetuar uma análise comparativa das duas metodologias utilizadas, avaliando a sua eficácia e utilidade como ferramentas de aprendizagem. Esta análise permitir-nos-á identificar os pontos fortes e fracos de cada abordagem e produzir melhorias na conceção e implementação de estratégias educativas no domínio da medicina dentária.

CAPÍTULO 7. CONCEPÇÃO E IMPLEMENTAÇÃO DA ANÁLISE 3D COMO MATERIAL DIDÁCTICO EM MEDICINA DENTÁRIA - METODOLOGIA

3. METODOLOGIA

3.1. Ferramentas para análise facial

®Para a execução do exercício de análise facial utilizando a realidade virtual, é necessária uma imagem tridimensional, que é adquirida utilizando uma câmara dedicada, como a Bellus 3D Face Camera Pro , que tem a capacidade de captar uma representação completa e detalhada da estrutura facial (Figura 1). Esta abordagem, ao contrário das fotografias bidimensionais convencionais, proporciona uma visualização mais exacta e detalhada das características faciais, o que é essencial para uma análise abrangente.

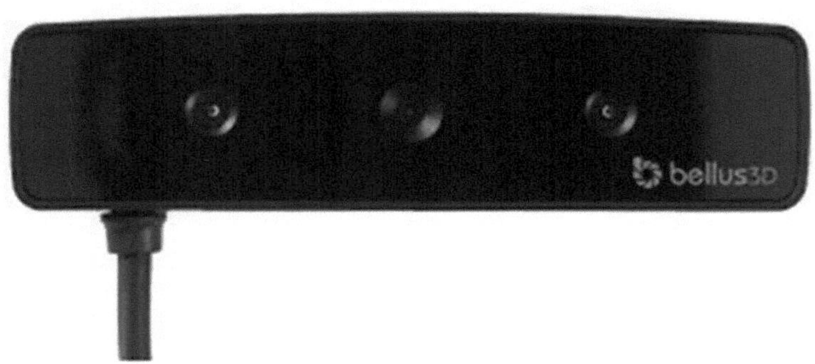

Figura 1. Câmara utilizada para efetuar a análise facial 3D. ®Câmara facial Bellus 3D Pro .

®®O processamento e a análise de imagens tridimensionais são normalmente efectuados através de software especializado, como o Dolphin Imaging 11.95 Premium ou o Invivo Dental 6.0 (Anatomage, San Jose, CA) (Figura 2). Estas plataformas oferecem ferramentas avançadas que permitem medições precisas e análises detalhadas de várias estruturas faciais, fornecendo uma base sólida para o diagnóstico e planeamento do tratamento em medicina dentária.

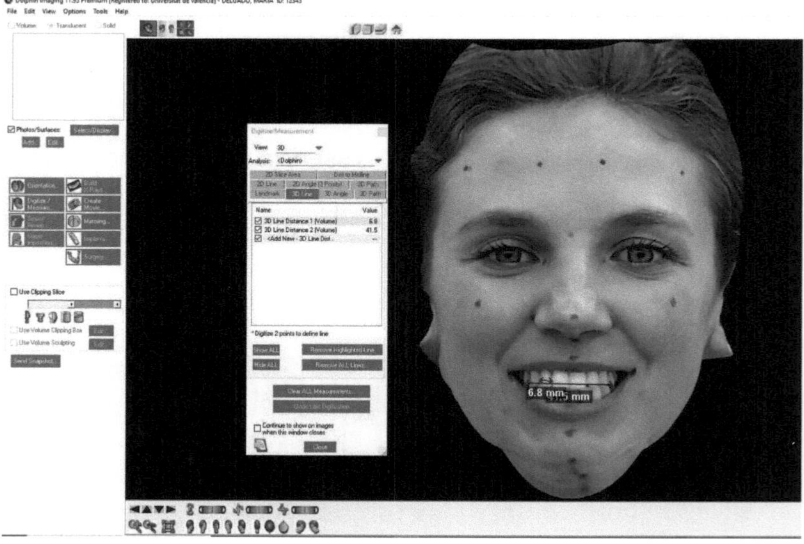

®**Figura 2.** Realização de medições para análise facial utilizando o software Dolphin Imaging 11.95 Premium .

Para além destas opções, existem também ferramentas de medição 3D disponíveis publicamente que podem ser utilizadas para fins educacionais e clínicos. Esta variedade de recursos oferece aos estudantes a oportunidade de se familiarizarem com diferentes ferramentas e técnicas de análise facial, enriquecendo assim a sua experiência de aprendizagem e preparando-os para enfrentar os desafios da prática clínica com confiança e competência.

3.2. Procedimento didático

O processo educativo está estruturado da seguinte forma:

1. DESCRIÇÃO DOS PONTOS ANTROPOMÉTRICOS E DAS MEDIDAS LINEARES UTILIZADAS.

Para o estudo, foram utilizados 24 pontos craniométricos e 16 medições lineares. Estes pontos e medidas lineares baseiam-se num estudo com um desenho semelhante que, por sua vez, se baseia nos pontos descritos por Farkas et al (1980).

1.1. PONTOS ANTROPOMÉTRICOS

Os 24 pontos craniométricos utilizados foram os seguintes

- N: Násio - Ponto na linha média da intersecção entre a raiz do nariz e a sutura frontonasal.

- Al: Asa direita e esquerda (direita e esquerda) - Ponto mais lateral do contorno da asa do nariz.
- Pn: Pronasal - Ponto mais saliente da ponta do nariz identificado na vista lateral com a cabeça em posição de repouso.
- Sn: Subnasal - Ponto médio do ângulo da base da columela onde o bordo inferior do septo nasal e a superfície do lábio superior se encontram.
- Ls: Lábio superior - Ponto médio da linha do vermelhão do lábio superior.
- Stm: Estómio - Ponto imaginário onde a linha média vertical da face e a fissura labial se intersectam quando os lábios estão em contacto sem forçar.
- Ch: Quelião (direito e esquerdo) - Ponto mais lateral do bordo do vermelhão no canto da boca do doente.
- B': Sublabial - Borda inferior do lábio inferior ou borda superior do queixo.
- Pog': Pogonion - Ponto mais anterior no ponto médio do queixo.
- Tra: Tragion (direito e esquerdo) - Ponto situado na margem superior do tragus da orelha.
- En: Endocanthion (direita e esquerda) - Canto interno do olho.

- Ex: Exocanthion (direita e esquerda) - Ponto mais exterior do canto do olho.
- Ck: Bochecha (direita e esquerda) - Ponto de intersecção das linhas que unem Al-Tra e Ex-Ch.
- La1, La2, La3 e La4: - Pontos situados 5 mm acima dos pontos Ex direito e esquerdo e En direito e esquerdo.

1.2. MEDIÇÕES LINEARES

As 16 medições lineares utilizadas foram as seguintes (Figura 3):

- Ex - Ex: (distância do Exocanthion direito ao Exocanthion esquerdo).
- In - In: (distância do Endocanthion direito ao Endocanthion esquerdo).
- Al - Al: (distância da asa direita à asa esquerda).
- Ch - Ch: (distância do Quelíaco direito ao Quelíaco esquerdo).
- Tra - Ck: (distância do Tragion à bochecha direita e esquerda).
- N - Pn: (distância do Nasion ao Pronasal).
- Pn - Sn: (distância entre a parte pronasal e a subnasal).
- Sn - Ls: (distância do lábio subnasal ao lábio superior).
- Sn - Stm: (distância do Subnasal ao Estomion).
- Stm - Pog": (distância de Stomion a Pogonion).

- Stm - B: (distância do Pogónio ao Sublabial).
- La1 - La2: (distância de La1 a La2).
- La3 - La4: (distância de La3 a La4).
- Al - Ch: (distância de Alar a Chelion à direita e à esquerda).

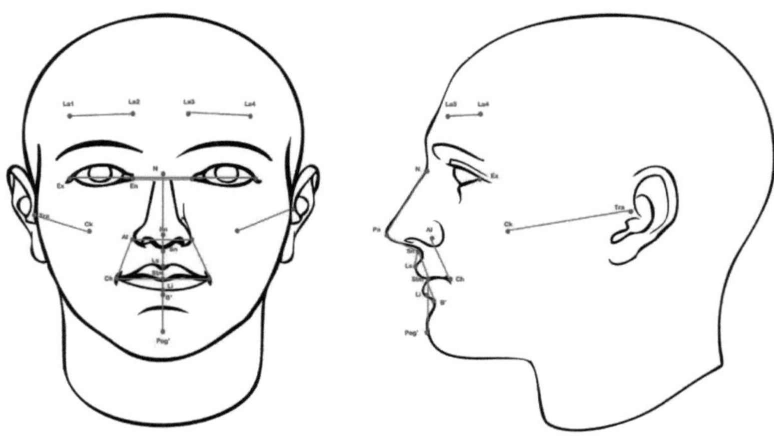

Figura 3: Medições lineares

A designação dos pontos baseou-se na terminologia anatómica grega ou latina, tendo sido utilizadas abreviaturas em minúsculas para os distinguir dos pontos cefalométricos de tecido duro. A seleção e identificação correctas destes pontos anatómicos, independentemente da técnica de medição ou digitalização utilizada, são essenciais para medições directas e indirectas em imagens 2D e 3D.

2. AVALIAÇÃO DAS PROPORÇÕES FACIAIS

Após a localização correcta dos pontos acima referidos, são avaliadas as proporções faciais. Nesta análise facial, o foco é o estudo das proporções verticais do rosto. Para o efeito, o rosto é dividido em três terços: superior, médio e inferior. O terço superior estende-se do ponto Trichion ao ponto Glabella; o terço médio estende-se do ponto Glabella ao ponto Subnasal; e finalmente, o terço inferior estende-se do ponto Subnasal ao ponto Gnation.

3. LOCALIZAR OS PONTOS E EFECTUAR AS MEDIÇÕES FACIAIS NA FOTOGRAFIA 2D

Para efetuar a localização dos pontos faciais na fotografia 2D, é necessário que os alunos disponham de duas imagens impressas, incluídas no "Guia de Prática Ortodôntica I". No processo prático, os alunos têm de identificar meticulosamente cada um dos pontos em ambas as imagens, tanto em vista frontal como lateral, utilizando um lápis de ponta fina. Além disso, as medidas das proporções faciais são feitas manualmente, utilizando uma régua milimétrica para garantir a exatidão dos dados obtidos.

4. LOCALIZAÇÃO DE PONTOS E REALIZAÇÃO DE MEDIÇÕES FACIAIS EM MODELOS DE REALIDADE VIRTUAL 3D

Neste contexto, as medições da análise facial são efectuadas diretamente num software de acesso livre. Nesta plataforma, os alunos têm a possibilidade de manipular a imagem tridimensional, rodando, deslocando e fazendo zoom, conforme necessário. Esta funcionalidade permite-lhes ajustar a visualização para uma localização precisa dos pontos anatómicos, o que é feito individualmente para cada aluno.

Em contrapartida, no caso da fotografia 3D, não é necessário captar dois registos separados. Uma única imagem é suficiente para localizar todos os pontos correspondentes às regiões orbitais, nasais, bucais e auriculares. Isto porque a imagem tridimensional engloba todas as áreas de interesse facial, simplificando assim o processo de localização dos pontos anatómicos.

CAPÍTULO 8. CONCEPÇÃO E IMPLEMENTAÇÃO DA ANÁLISE 3D COMO MATERIAL DIDÁCTICO EM MEDICINA DENTÁRIA - RESULTADOS

Este trabalho foi concluído com a implementação de uma metodologia inovadora que visa melhorar o processo de análise facial em pacientes ortodônticos através da utilização de ferramentas tridimensionais. Esta iniciativa foi concebida com o objetivo de dotar os estudantes de medicina dentária, nomeadamente os inscritos na disciplina de Ortodontia I, de competências e capacidades adaptadas às exigências actuais da área da medicina dentária.

Antes dos exercícios pré-clínicos de análise facial, foram produzidos dois vídeos explicativos especialmente concebidos para o efeito, que foram apresentados e discutidos com os alunos. De seguida, o professor responsável pelos exercícios práticos explicou detalhadamente a nova metodologia. De seguida, os alunos praticaram as duas metodologias: primeiro, a análise bidimensional tradicional com fotografias convencionais e, depois, as novas ferramentas 3D.

Para avaliar a satisfação dos participantes, foram administrados inquéritos estruturados sob a forma de listas de verificação, tendo os inquiridos indicado o seu nível de concordância numa escala de 0 a 3, em que 0 representa "nunca", 1 "às vezes", 2 "frequentemente" e 3 "sempre" (ver Quadros 1 e 2). Esta abordagem permitiu responder a todos os objectivos específicos.

Quadro 1. Inquérito a preencher pelos alunos. Comparação das ferramentas 2D e 3D. Eficácia e utilidade.

		0	1	2	3
MODELO DE AVALIAÇÃO AUMNADO					
1	O acesso aos vídeos didácticos através do espaço da Aula Virtual é simples.				
	O descarregamento deste recurso da Aula Virtual é fácil e acessível a todos os membros da disciplina.				
	Considero interessante, do ponto de vista pedagógico, a utilização de vídeos que explicam a nova metodologia.				
	A realização de análises faciais com ferramentas 3D aumentou os meus conhecimentos de diagnóstico.				
5	Graças à comparação entre metodologias, pude aprender sobre as diferenças entre elas.				
	O conteúdo dos estágios é adequado e bem estruturado.				
	As imagens incluídas ajudam a compreender melhor os conceitos teóricos.				
8	Achei fácil realizar os exercícios práticos utilizando ferramentas 3D.				
9	Aconselho a mudança através das novas ferramentas 3D para o diagnóstico facial.				
10	Penso que poderia aplicar os conhecimentos que adquiri à minha profissão.				

Quadro 2. Inquérito a preencher pelos professores. Eficácia e utilidade.

		0	1	2	3
MODELO DE AVALIAÇÃO DOS PROFESSORES					
1	O desenvolvimento de vídeos didácticos é um processo simples.				
	O carregamento dos vídeos na Aula Virtual é interessante do ponto de vista didático.				
	A incorporação de ferramentas 3D tem sido um esforço moroso.				
	Considero que a aplicação destas ferramentas tem sido muito útil para o desenvolvimento de novas competências por parte dos alunos.				
5	Uma vez implementada, voltaria a utilizar esta metodologia no ano letivo seguinte.				

Os dados recolhidos através dos inquéritos reflectem um elevado nível de satisfação por parte dos participantes em todos os aspectos avaliados, apresentando resultados positivos em cada uma das secções analisadas, tal como ilustrado em pormenor nas Figuras 4 e 5.

Os resultados revelaram uma receção favorável da nova metodologia implementada, destacando a perceção da eficácia do processo de análise facial ortodôntica utilizando ferramentas tridimensionais. Verificou-se também uma clara preferência por esta abordagem inovadora em comparação com o método tradicional bidimensional, sugerindo um reconhecimento por parte dos alunos dos benefícios inerentes à utilização de tecnologias avançadas no domínio da medicina dentária.

Estes resultados validam a eficácia da estratégia pedagógica implementada e apoiam a sua integração no currículo do curso de Medicina Dentária como uma ferramenta de formação eficaz e bem recebida pelos estudantes.

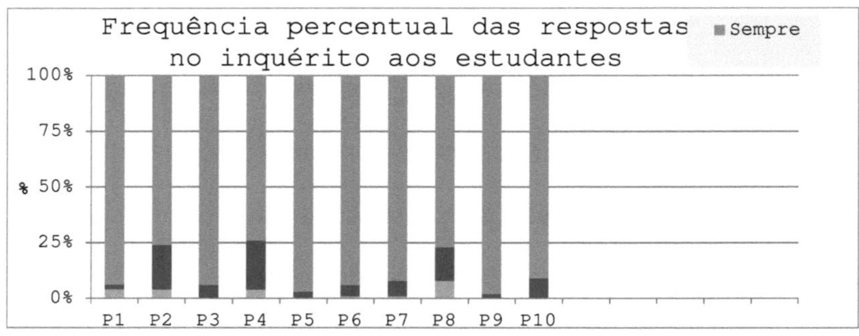

Figura 4: Resultados dos inquéritos preenchidos pelos estudantes

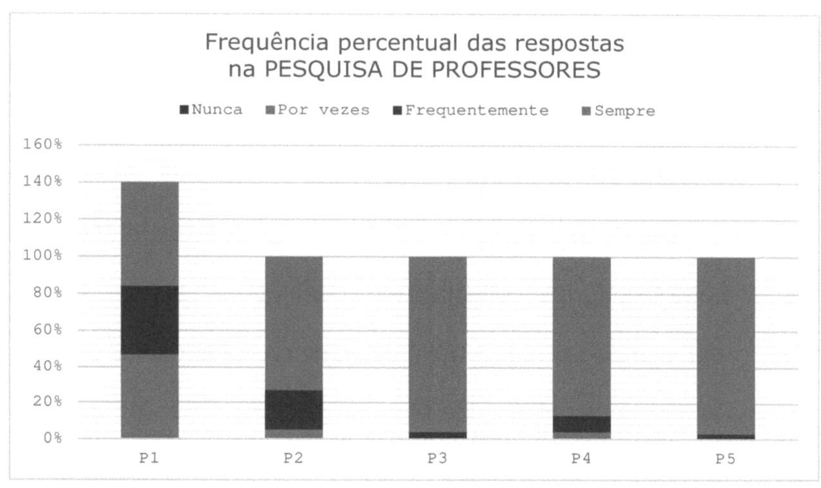

Figura 5: Resultados dos inquéritos preenchidos pelos professores

CAPÍTULO 9. CONCEPÇÃO E IMPLEMENTAÇÃO DA ANÁLISE 3D COMO MATERIAL DIDÁCTICO EM MEDICINA DENTÁRIA - CONCLUSÕES E IMPACTO

O impacto positivo gerado pela implementação de ferramentas tridimensionais de análise facial 3D durante as sessões práticas da disciplina de Ortodontia I reflectiu-se no desempenho académico dos alunos, verificando-se melhorias notórias nos resultados dos exames e nas classificações obtidas nas sessões práticas. Estas ferramentas não só serviram de apoio didático durante as sessões práticas, como também facilitaram a assimilação dos conceitos teóricos relacionados com a disciplina, contribuindo assim para uma compreensão mais profunda e completa dos conteúdos.

O acesso a estas novas ferramentas de análise facial tridimensional representou um avanço significativo no desenvolvimento e estudo da disciplina de Ortodontia I, proporcionando aos alunos uma forma inovadora e altamente eficiente de aprendizagem. A incorporação das tecnologias multimédia no processo de ensino-aprendizagem não só acelerou a aquisição de conhecimentos, como também promoveu a uniformização e protocolização das práticas, garantindo assim uma formação integral e de qualidade aos alunos.

É importante salientar que este projeto teve um impacto significativo num número considerável de alunos, uma vez que a disciplina de Ortodontia I tem habitualmente uma inscrição anual de 70 a 80 alunos. A implementação destas ferramentas representou um passo importante para a modernização e melhoria contínua do ensino na área da medicina dentária, proporcionando aos alunos uma experiência de aprendizagem enriquecedora e adaptada às exigências da era digital.

REFERÊNCIAS BIBLIOGRÁFICAS

1. Korte, M. (2020) O impacto da revolução digital no cérebro e no comportamento humanos: em que ponto estamos? Dialogues Clinical Neurosciences, 22(2), 101-111.
2. Manosudprasit, A., Haghi, A., Veerasathpurush Allareddy, V., Masoud, M. I. (2017). Diagnóstico e planeamento do tratamento de pacientes ortodônticos com registos dentofaciais tridimensionais. American Journal of Orthodontics and Dentofacial Orthopedics, Volume 151, Edição 6.
3. Fleming, B., & Dobbs, D. (1998). Animação de características e expressões faciais. Charles River Media, Inc.
4. Farkas, L. G., Bryson, W., & Klotz, J. (1980). Is photogrammetry of the face reliable? Plastic and Reconstructive surgery, 66(3), 346-355.
5. Han, K., Kwon, H. J., Choi, T. H., Kim, J. H., & Son, D. (2010). Comparação da antropometria com a fotogrametria baseada numa técnica fotográfica clínica padronizada utilizando um cefalostato e uma cadeira. Journal of Cranio-Maxillofacial Surgery, 38(2), 96-107.
6. Astudillo-Loyola, M. P., Dehghan-Manshadi-Kemm, S., Vergara-Nuñez, C., & Peñafiel-Ekdhal, C. (2018). As fotografias são fiáveis para a análise facial em ortodontia? Revista clínica de periodontologia, implantologia e reabilitação oral, 11(1), 13-15.
7. Naudi, K. B., Benramadan, R., Brocklebank, L., Ju, X., Khambay, B., & Ayoub, A. (2013). O rosto humano virtual: sobrepondo a superfície da pele fotorrealista 3D do rosto capturada simultaneamente na imagem da pele sem textura do

exame de CBCT. Revista internacional de cirurgia oral e maxilofacial, 42(3), 393-400.

8. Caminiti, M., & Lou, T. (2021). Planeamento 3D para casos complexos em cirurgia ortognática. Em Diagnóstico 3D e Planejamento de Tratamento em Ortodontia (pp. 283-297). Springer, Cham.
9. Caminiti, M. (2021). Planeamento digital em cirurgia ortognática. Em Diagnóstico 3D e Planeamento de Tratamento em Ortodontia (pp. 267-282). Springer, Cham.
10. Palomo, J. M., El, H., Stefanovic, N., Eliliwi, M., Elshebiny, T., & Pugliese, F. (2021). Cefalometria 3D. Em 3D Diagnosis and Treatment Planning in Orthodontics (pp. 93-127). Springer, Cham.
11. Heike, C. L., Upson, K., Stuhaug, E., & Weinberg, S. M. (2010). Estereofotogrametria digital 3D: um guia prático para a aquisição de imagens faciais. Head & Face Medicine, 6(1), 1-11.
12. Fourie, Z., Damstra, J., Gerrits, P. O., & Ren, Y. (2011). Avaliação da precisão e fiabilidade antropométricas utilizando diferentes sistemas de digitalização tridimensional. Forensic science international, 207(1-3), 127-134.
13. Düppe, K., Becker, M., & Schönmeyr, B. (2018). Avaliação da antropometria facial usando fotogrametria tridimensional e técnicas de medição direta. Jornal de Cirurgia Craniofacial, 29(5), 1245-1251.
14. Ayoub, A. F., Xiao, Y., Khambay, B., Siebert, J. P., & Hadley, D. (2007). Towards building a photo-realistic virtual human face for craniomaxillofacial diagnosis and treatment

planning. Revista internacional de cirurgia oral e maxilofacial, 36(5), 423-428.

15. Khambay, B., Nairn, N., Bell, A., Miller, J., Bowman, A., & Ayoub, A. F. (2008). Validação e reprodutibilidade de um sistema de imagem facial tridimensional de alta resolução. British Journal of Oral and Maxillofacial Surgery, 46(1), 27-32.

16. Weinberg, S. M., Naidoo, S., Govier, D. P., Martin, R. A., Kane, A. A., & Marazita, M. L. (2006). Precisão e exatidão antropométrica da fotogrametria digital tridimensional: comparação dos sistemas de imagem Genex e 3dMD entre si e com a antropometria direta. Jornal de Cirurgia Craniofacial, 17(3), 477-483.

17. Wong, J. Y., Oh, A. K., Ohta, E., Hunt, A. T., Rogers, G. F., Mulliken, J. B., & Deutsch, C. K. (2008). Validade e fiabilidade da medição antropométrica craniofacial de imagens fotogramétricas digitais 3D. The Cleft Palate-Craniofacial Journal, 45(3), 232-239.

18. Kim, S. H., Jung, W. Y., Seo, Y. J., Kim, K. A., Park, K. H., & Park, Y. G. (2015). Exatidão e precisão das dimensões lineares tegumentares num sistema de imagem facial tridimensional. The korean journal of orthodontics, 45(3), 105-112.

19. Cooke, M. S., & Orth, D. (1990). Reprodutibilidade de cinco anos da postura natural da cabeça: um estudo longitudinal. American Journal of Orthodontics and Dentofacial Orthopedics, 97(6), 489-494.

20. Lundström, A., Lundström, F., Lebret, L. M. L., & Moorrees, C. F. A. (1995). Posição natural da cabeça e orientação natural da cabeça: considerações básicas na

análise e investigação cefalométrica. European Journal of Orthodontics, 17(2), 111-120.

21. Peng, L., & Cooke, M. S. (1999). Quinze anos de reprodutibilidade da postura natural da cabeça: um estudo longitudinal. American Journal of Orthodontics and Dentofacial Orthopedics, 116(1), 82-85.

22. Madsen, D. P., Sampson, W. J., & Townsend, G. C. (2008). Variação do plano de referência craniofacial e posição natural da cabeça. The European Journal of Orthodontics, 30(5), 532-540.

23. Genaro, Luis Eduardo, & Capote, Ticiana Sidorenko de Oliveira (2021). Uso da realidade virtual em odontologia: revisão de literatura. Odovtos International Journal of Dental Sciences, 23(2), 33-38.

24. De Juan, J., Pérez-Cañaveras, R.M., Girela, J.L., Vizcaya, M.F., Segovia, Y., Romero, A., Martínez, A. (2013). Importância do uso de vídeos didáticos no ensino presencial de disciplinas de Biologia. In XI Jornadas de redes de investigação em docência universitária (pp. 610-23).

25. Paredes Gallardo, V., Tarazona Álvarez, B., Zamora Martínez, N., Bellot Arcís, C. (2014). Vídeos multimédia como ferramenta de aprendizagem na relação dentista-paciente na Licenciatura em Medicina Dentária. In Nuevas formulaciones de los contenidos docentes. McGraw-Hill, Espanha, ISBN 978-84-481-9739-1.

26. Tarazona Álvarez, B., Paredes Gallardo, V., Zamora Martínez, N., Bellot Arcís, C. (2015) Animações em três dimensões como ferramenta de ensino da inovação na Licenciatura em Medicina Dentária. Avaliação da Qualidade da

Investigação e do Ensino Superior: livro de resumos XI FECIES / coord. por María Teresa Ramiro Sánchez, Tamara Ramiro Sánchez, ISBN 978-84-697-1002-9, pp. 607-607.

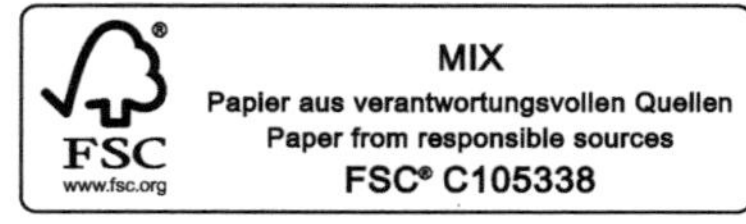

Printed by Books on Demand GmbH, Norderstedt / Germany